AF499856

CURABILITÉ

DES

AFFECTIONS PULMONAIRES

Tuberculose, Phtisie, Bronchite chronique, Catarrhe, Bronchorrée

PAR LA

Méthode du DOCTEUR G. GAUTHIER

(Congrès de la Tuberculose de Paris 1891)

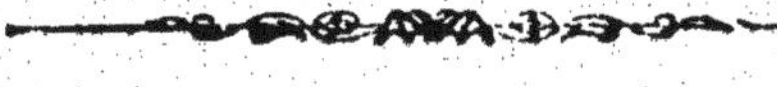

LYON

—

1892

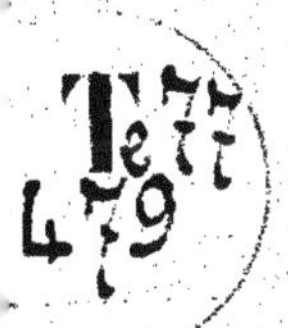

CURABILITÉ

DES

AFFECTIONS PULMONAIRES

Tuberculose, Phtisie, Bronchite chronique, Catarrhe, Bronchorrée

PAR LA

Méthode du DOCTEUR G. GAUTHIER

(Congrès de la Tuberculose de Paris 1891.)

LYON

1892

CURABILITÉ

des

AFFECTIONS PULMONAIRES

(Tuberculose — Phtisie — Bronchite chronique — Catarrhe — Bronchorrée)

par la

MÉTHODE du Docteur G. GAUTHIER

(CONGRÈS DE LA TUBERCULOSE DE PARIS 1891)

De nombreuses méthodes ont été préconisées, ces dernières années, pour le traitement des affections de la poitrine, et en particulier de la Tuberculose pulmonaire. Leur procès a été fait et jugé en haut lieu, nous n'insisterons pas.

Toutefois, une seule médication a résisté aux attaques de la critique, grâce à sa simplicité, à son innocuité et surtout aux résultats obtenus.

La méthode du docteur Gauthier repose sur deux points essentiels :

1° La nécessité qu'il y a de *ménager les voies digestives* chez les malades à qui elle s'adresse.

2° La possibilité d'introduire par la peau *(méthode énépidermique)*, des agents capables de lutter efficacement contre la Tuberculose pulmonaire et les Bronchites chroniques, et d'obtenir ainsi leur guérison.

. ˙ .

Si audacieuse que puisse paraître, au premier abord, une pareille affirmation, on peut dire que la solution de ce difficile problème est aujourd'hui un fait accompli, grâce à la découverte du remède que nous allons présenter à nos lecteurs et dont les merveilleux avantages sont déjà universellement appréciés.

Nous voulons parler du Cyanosulfogène *du docteur* G. Gauthier, *de Lyon.*

Porté à la connaissance de tous les médecins français, soumis à leur expérimentation, depuis plus d'un an, ce médicament n'est point, comme tant d'autres, le fruit d'une spéculation intéressée ; il est, au contraire, le résultat d'une expérience de plusieurs années acquise au prix d'efforts persévérants et d'essais nombreux.

En présence des encouragements donnés à l'auteur de cette méthode et des instances réitérées faites auprès de lui, par ses confrères (1), pour l'engager à vulgari-

---

(1) Dans une lettre adressée à M. Françon, préparateur du Cyanosulfogène, M. le docteur Ducat, médecin de l'Assistance publique, s'exprimait ainsi :

ser son intéressante découverte, le *Cyanosulfogène* ne pouvait rester plus longtemps confiné dans le cercle restreint de la pratique médicale. C'est ainsi que son étude faisait l'objet d'une importante communication présentée, le 1er août 1891, au *Congrès de la Tuberculose de Paris*.

Depuis ce jour, son succès est allé grandissant, et c'est dans un but humanitaire, facilement compréhensible que nous nous décidons aujourd'hui à porter plus avant encore, par la voie de cette courte notice, la réputation d'un remède appelé certainement à diminuer, dans une proportion considérable, le chiffre sans cesse croissant des infortunées victimes des maladies de poitrine.

Nous allons, dans une esquisse rapide, passer en revue successivement les points les plus intéressants de son histoire.

« Paris, le 27 juillet 1891.

« Je m'attendais à chaque instant à entendre parler de votre Cyanosul-« fogène, mais le silence continue à planer sur lui. J'éprouve un vif regret « de voir la lumière rester ainsi sous le boisseau, d'autant plus que le « désespoir de ma vie a été de voir mourir, de phtisie tuberculeuse, mon « fils unique, âgé de vingt ans, et cela, malgré les efforts des plus illustres « médecins.

« L'humanité me fait un devoir de chercher à préserver d'autres pères « d'un semblable malheur, aussi je vous blâme de ne pas faire connaître ce « remède.

« Je ne parle pas seulement de la satisfaction intime du devoir accom-« pli, mais avec un pareil instrument les plus brillants résultats peu-« vent être obtenus. »

Docteur DUCAT
rue de Romainville, 34, *PARIS*

LE CYANOSULFOGÈNE

I. — SA NATURE — SON EMPLOI

D'une odeur légèrement sulfureuse, le Cyanosulfogène est un *liquide rouge-brun*, un peu plus lourd que l'eau. On peut le manier impunément ; il n'est pas corrosif et les taches qu'il détermine sur la peau ou sur le linge se lavent sans difficulté.

Il n'entre dans sa fabrication aucune substance nuisible et sa décomposition n'engendre nul produit dangereux. Il est d'ailleurs *exclusivement destiné à l'usage externe.*

Son principal élément est un sel minéral absolument inoffensif et rendu, par une préparation spéciale, facilement décomposable, sous certaines influences, en deux gaz, *Hydrogène sulfuré* et *Acide carbonique* qui exercent à eux deux, toute l'action bienfaisante du traitement.

Le Cyanosulfogène *s'applique sur la peau*, en couche mince, par un *simple badigeonnage* pratiqué, au moyen d'un pinceau ou d'un tampon, dans la région du dos ou sur la poitrine, au niveau des poumons. Un seul badigeonnage par jour est suffisant ; le malade peut s'habiller immédiatement après et vaquer à ses occupations, *sans rien changer à son régime.*

II. — SON MODE D'ACTION

Quelques instants après l'opération, le malade perçoit

dans la bouche une faible saveur sulfureuse qui n'a rien de désagréable et qui provient d'une petite quantité d'*Hydrogène sulfuré* rendu par l'expiration. C'est une preuve que le médicament a été *absorbé par la peau* et qu'il a pénétré dans le poumon où il peut exercer son action salutaire.

C'est ici le moment de dire en quoi consiste cette action ; elle est très simple.

Chacun sait que les maladies de poitrine, *Tuberculose, Bronchites chroniques* ou *aiguës*, *Catarrhe pulmonaire*, *Laryngites* etc..., sont causées par un microbe ou *Bacille* ou bien encore par une violente *irritation* souvent même par ces deux facteurs à la fois ; eh bien, l'*Hydrogène sulfuré tue le Bacille*, et l'empêche de se reproduire; c'est un antiseptique. Il est en même temps un *excellent remède contre l'irritation*. Ces faits sont depuis longtemps démontrés.

Nous avons parlé aussi d'*Acide carbonique;* ce gaz pénètre dans le poumon comme l'Hydrogène sulfuré et en même temps que lui. Son action n'est pas moins sensible, il *calme la toux* et *facilite la respiration*. Cet effet de l'acide carbonique est bien connu, lui aussi, des asthmatiques et des catarrheux qui apaisent leurs quintes, en respirant le gaz qui se dégage d'un verre d'eau de Seltz et qui n'est autre que de l'acide carbonique.

L'acide carbonique produit encore une autre action, moins immédiate, mais qui se fait sûrement sentir : il *excite et tonifie l'organisme* affaibli du malade.

III. — SES EFFETS — SES RÉSULTATS

Nous allons énumérer maintenant les effets du traitement, tels qu'ils se manifestent chez le malade, au bout de quelques jours.

C'est d'abord, dès la première semaine, le *retour du sommeil et de l'appétit*, la *diminution de la toux et des sueurs*, la *chute de la fièvre* etc... *L'expectoration, moins pénible, augmente* un instant *pour diminuer bientôt; le poumon se vide et se nettoie.*

Pendant cette première période, qu'on pourrait appeler *période d'accoutumance* au remède, le malade éprouve parfois un *affaiblissement passager* qui n'a d'ailleurs rien d'inquiétant ; on se bornera à soutenir ses forces par une alimentation tonique et stimulante. Un peu plus tard, ce symptôme disparaît de lui-même: les *crachats, de moins en moins abondants*, prennent un meilleur aspect et *finissent par disparaître* ainsi que la toux. Les points de côté, les brulûres dans la poitrine, les névralgies, les palpitations ne se font plus sentir ; les crachements de sang, les étouffements, la diarrhée, les vomissements cessent et *le poumon se cicatrise.*

Le malade voit alors ses forces renaître, il mange avec appétit, engraisse, augmente de poids, éprouvant dans tout son être une *sensation de plénitude et de force indéfinissable*. Il respire avec facilité, marche sans fatigue et reprend le cours de ses occupations ; en un mot, les symptômes généraux s'améliorent avec rapidité et d'une façon tellement surprenante que bon nombre de personnes n'hésitent pas à comparer à une *véritable résurrection* le prompt rétablissement de leur santé.

Chaque jour la guérison s'accentue jusqu'à devenir complète, dans un laps de temps plus ou moins long, suivant que la maladie est plus ou moins avancée au moment où l'on a institué le traitement.

Au point de vue des *résultats définitifs* que procure cette médication, nous ne pouvons que reproduire les termes suivant lesquels ils ont été formulés, il y a deux ans, et qui n'ont jamais été démentis.

Chez les malades au 1er degré, la *guérison est la règle :* au 2e degré, elle s'obtient aussi, mais elle est moins rapide ; au 3e degré enfin, la marche du mal est favorablement modifiée et le malade retire toujours de l'emploi du Cyanosulfogène un soulagement sérieux et une amélioration assez durable pour constituer une guérison.

D'une façon générale, tous les sujets qui ne sont pas absolument épuisés par la durée et l'intensité de la maladie, peuvent bénéficier, dans une certaine mesure, des avantages que nous venons d'exposer.

Nous tenons à la disposition des personnes désireuses de les consulter, toute une série de lettres, émanées de médecins et de malades, attestant la véracité et l'exactitude des faits que nous avons avancés.

IV. — DURÉE DU TRAITEMENT

Ce temps ne saurait être fixé ; il varie beaucoup suivant la gravité des lésions et suivant l'état général des individus.

Dans les cas légers, soignés dès le début, un seul flacon suffit le plus souvent à produire la guérison.

Dans les cas plus avancés, le traitement devra être prolongé, pendant plusieurs semaines, pour qu'une amélioration sérieuse se manifeste et se maintienne.

Si toutefois, après l'emploi de deux flacons, étant

donné que chacun d'eux représente en moyenne douze badigeonnages, cette amélioration ne se faisait pas sentir, ce serait une preuve que le malade est réfractaire au traitement, ce qui peut exister, auquel cas il faudrait *renoncer à l'employer*; mais l'on ne devra s'y résoudre qu'*après avoir usé deux flacons au moins sans résultat.* Nous insistons sur ce point, parce que, plusieurs fois déjà, nous avons observé, *au début du traitement*, dans certaines formes de la maladie, un *temps d'arrêt dans l'action du médicament* qui semble en quelque sorte concentrer ses effets, pour ne les révéler qu'un peu plus tard, et d'une façon plus prononcée, comme s'il voulait recouvrer le bénéfice du temps perdu.

Si, au contraire, le malade se trouve bien du Cyanosulfogène, dès les premiers jours, il devra en continuer l'application et ne pas l'interrompre aussitôt qu'il commencera à aller mieux; une amélioration passagère ne saurait lui tenir lieu d'une guérison définitive. Il lui sera seulement permis de *suspendre les badigeonnages lorsque son rétablissement sera bien confirmé*, à la suite d'un traitement rigoureux et suivi, quitte à les reprendre, à chaque saison, pendant quelque temps, si le moindre symptôme alarmant venait à se réveiller. A une *maladie chronique*, il faut opposer un *traitement chronique.*

V.— AVANTAGES GÉNÉRAUX DE LA MÉTHODE

Ce qui fait le mérite et la supériorité de cette méthode, c'est, avant tout, l'originalité de son principe qui consiste dans l'*absorption du médicament par les pores de la peau*, absorption indiscutable prouvée par l'expérience. Administré par cette voie, *le Cyanosulfogène ne compromet pas les fonctions digestives*, comme la plupart des autres remèdes ; le malade conserve ou reprend l'appétit et, par une alimentation convenable, il peut remonter ses forces et résister à l'action consomptive de son mal.

Le Cyanosulfogène n'est jamais dangereux et n'occasionne jamais d'accidents toxiques; tout au plus, à la suite d'applications répétées au même endroit, provoque-t-il, chez les sujets à peau délicate, quelques démangeaisons ou quelques boutons sans conséquence. On transporte, dans ce cas, le siège du badigeonnage sur une autre partie du corps.

L'ensemble du traitement réalise, d'autre part, une *sérieuse économie*, en ce sens que, pendant sa durée, *toute autre médication interne, s'adressant directement à l'appareil respiratoire, doit être rigoureusement laissée de côté.* Un seul flacon employé avec précaution suffit à douze ou quinze badigeonnages et dure par conséquent deux semaines environ.

Le badigeonnage, est en lui-même, une *opération très simple* qui n'exige qu'un peu d'habitude et n'a rien de répugnant pour le malade; l'odeur sulfureuse se dissipe très rapidement et peut être facilement masquée par un autre parfum.

Joints aux merveilleux effets que nous avons énumérés au chapitre des résultats, ces différents avantages font donc réellement du Cyanosulfogène le *remède par excellence des affections pulmonaires* et le placent bien au-dessus de toutes les autres méthodes connues.

* * *

VI. ATTESTATIONS DIVERSES

Voici, à titre de documents, quelques extraits de lettres qui nous ont été adressées, en trop grand nombre pour que nous puissions les reproduire toutes au cours de ce modeste travail. Aussi M. FRANÇON, pharmacien à LYON, 21 place Bellecour, préparateur et dépositaire du CYANO-SULFOGÈNE, se fera-t-il un véritable plaisir d'en soumettre les originaux à toute personne qui désirerait en prendre connaissance :

Monsieur FRANÇON

J'ai expérimenté votre Cyanosulfogène ; j'ai obtenu une véritable et rapide résurrection dans un cas de *phtisie galopante* où tout le monde attendait prochainement un dénouement funeste.

Veuillez m'envoyer un flacon.

Docteur P. . . . ., à C. . . . ., (Loiret).

Monsieur FRANÇON

Je vous prie de m'envoyer un flacon de Cyanosulfogène du docteur Gauthier ; les deux flacons que j'ai reçus, à titre gracieux, m'ont donné, chez un malade, un résultat trop satisfaisant pour que je n'essaie pas ce remède chez un autre.

Docteur F. . . . . ., conseiller d'arrondissement, à O. . . . . .

F. . . . ., (Seine) 4 avril 1891

Monsieur,

Je viens d'expérimenter, avec un plein succès, le Cyanosulfogène du docteur Gauthier, sur deux tuberculeux arrivés à la troisième période. J'ai obtenu des résultats étonnants que je m'empresse de vous signaler : disparition complète des sueurs, retour du sommeil, augmentation des forces ; l'appétit est revenu et mes deux malades mangent le double de ce qu'ils mangeaient auparavant. Je suis donc enchanté du traitement et tout disposé à le continuer.

Docteur F. . . . .

Tours, 14 avril 1891.

Monsieur,

J'ai vendu rapidement, dans le courant du mois, les six flacons de Cyanosulfogène que vous m'aviez envoyés ; les résultats du produit sont satisfaisants ; les malades se trouvent mieux et continuent l'emploi. Un traitement de dix-huit jours pour dix francs est le moins onéreux auquel ils puissent se soumettre.

F. . . . ., pharmacien.

A. . . . ., (Charente) 17 avril 1891.

Monsieur,

J'ai l'honneur de vous informer que le malade pour lequel vous avez eu l'obligeance de m'envoyer plusieurs flacons de Cyanosulfogène, ne crache que très peu maintenant et que j'espère compléter bientôt sa guérison.

Veuillez m'adresser encore deux flacons.

Docteur N. P. . . . .

---

5 juin 1891

Monsieur,

Veuillez m'envoyer un autre flacon de Cyanosulfogène. Le premier flacon a donné des résultats satisfaisants, un autre me parait nécessaire.

Docteur C. F. . . . ., (Pyrénées Orientales).

L. . . ., par Toul, 10 juillet 1891.

Monsieur,

J'ai déjà reçu deux de vos flacons de Cyanosulfogène que j'ai employé consciencieusement. Je crois que c'est un remède appelé à faire son chemin. Je l'ai employé chez un jeune tuberculeux au 2e degré, j'ai été émerveillé. Aujourd'hui je vais l'employer chez un autre malade ; veuillez lui en adresser un flacon : Monsieur H. . . . ., boulanger à S. . . . . (Meurthe).

Docteur G. . . . .

Marseille, 29 juillet 1891.

Mon cher Confrère,

Je me suis très bien trouvé jusqu'à ce jour de votre médication et pour continuer mon expérimentation, étant spécialiste, je viens vous prier de vouloir bien m'en expédier deux flacons.

Docteur B. . . . .

Bruxelles (Belgique), 10 mai 1891.

Monsieur,

Je désire beaucoup essayer votre Cyanosulfogène dont un de mes amis de Roubaix me fait grand éloge. Voudriez-vous avoir l'obligeance de m'en envoyer un flacon?

Docteur J. V....

N.... (Ain), 16 décembre 1890.

Mon très honoré confrère,

J'ai essayé votre Cyanosulfogène chez une malade gravement atteinte, mais non encore à la dernière période. Je suis *surpris de l'amélioration* et je désire continuer.

Docteur B....

C.... (Lot), 9 Janvier 1891.

Monsieur FRANÇON

Une malade atteinte de tuberculose pulmonaire (pneumonie tuberculeuse généralisée), sur laquelle j'ai essayé, absolument en désespoir de cause, votre flacon de Cyanosulfogène, est si satisfaite de ce traitement qu'elle m'en demande instamment un autre.

Je suis le plus surpris du monde, je vous l'avoue.

Docteur G....

Nantes, 5 février 1891.

Monsieur,

Veuillez me faire parvenir le plus tôt possible, deux flacons de Cyanosulfogène ; j'en obtiens d'excellents résultats, quoique ayant affaire à une phtisique très avancée.

Docteur C....

.... (Somme), 15 janvier 1891.

Monsieur,

J'ai expérimenté sur moi-même l'échantillon de Cyanosulfogène du docteur Gauthier que vous avez bien voulu mettre à ma disposition et je m'en suis bien trouvé.

Atteint d'une bronchite chronique, j'ai vu, sous l'influence de ce traitement, ma toux diminuer et mon état général devenir à ce point meilleur que je me suis permis d'espérer une guérison, en continuant l'emploi de votre médication.

Docteur D....

F.... (Rhône), 22 décembre 1890.

Monsieur,

J'ai remis à une de mes malades, l'un des flacons de Cyanosulfogène que vous avez bien voulu m'envoyer. Elle l'a employé en 14 frictions et se trouve beaucoup mieux. De mon côté, à la dernière auscultation, j'ai constaté une amélioration notable.

Docteur H....

B.... (Vendée) 4 mars 1891.

Monsieur,

J'ai essayé le Cyanosulfogène du docteur Gauthier que vous avez bien voulu m'envoyer, sur une jeune fille de mon hôpital atteinte, depuis dix ans, de Tuberculose au 3e degré.

Il est incontestable que ce remède a produit, je ne dirai pas une guérison complète, mais une amélioration presque miraculeuse. La toux et les crachats ont à peu près disparu, la mine est excellente, l'appétit est revenu, les vomissements ont cessé, à l'auscultation il y a aussi un changement sur lequel on ne pouvait compter.

Docteur P. P....

Paris, 27 Février 1891.

Monsieur FRANÇON

J'ai la satisfaction de vous faire part d'un nouveau succès vraiment inouï de votre Cyanosulfogène : il s'agit d'un homme de 38 ans tuberculeux héréditaire et déjà atteint de bronchite tuberculeuse au 2e degré. Cet homme est dans les plus mauvaises conditions hygiéniques possibles et employé à la Cie des chemins de fer de l'Est, à la gare de N....

Soumis au régime de votre Cyanosulfogène, il a pu en très peu de temps reprendre son service, toute trace de bronchite ayant disparu.

Docteur D....

Roubaix, le 11 Février 1891

Monsieur et honoré confrère,

J'ai utilisé les deux flacons de votre Cyanosulfogène chez une de mes malades atteinte de tuberculose depuis plusieurs années (forme lente de la tuberculose). Il est incontestable que le résultat a été très favorable. La toux a diminué, les forces sont revenues, l'appétit est meilleur, l'oppression moindre. Quant aux phénomènes d'auscultation, ils ont également été modifiés dans un sens favorable.

Je constate le fait brutal, il y a une grande amélioration, c'est le principal.

Docteur X...., chirurgien de l'Hôtel-Dieu.

A.... L.... B (Seine-et-Oise), 1er février 1891.

Monsieur,

J'ai reçu les deux flacons de Cyanosulfogène que le docteur Gauthier avait bien voulu m'adresser à titre d'essai. J'en ai employé un et demi sur une jeune personne phtisique ; l'amélioration est certaine et manifeste, bien que la température et les conditions hygiéniques soient défavorables. Veuillez m'expédier deux autres flacons.

Docteur L....

Pour recevoir **franco** un ou plusieurs flacons de **Cyanosulfogène du docteur Gauthier**, il suffit d'en faire la demande par lettre renfermant un mandat-poste de **10 fr. à M. *FRANÇON*, pharmacien**, successeur de Bertrand aîné, préparateur et dépositaire général du produit, 21, place Bellecour, à LYON (Rhône).

Chaque flacon est accompagné d'une notice explicative fournissant les instructions nécessaires pour l'emploi du Cyanosulfogène.

PARAITRA PROCHAINEMENT :

HYGIÈNE ET THÉRAPEUTIQUE
DES AFFECTIONS DES VOIES RESPIRATOIRES

par le docteur G. Gauthier.

Imp. P. HOFFMANN, Montbéliard, (Doubs).

DÉPOT GÉNÉRAL : PHARMACIE FRANÇON

SUCCESSEUR DE BERTRAND AINÉ, 21, PLACE BELLECOUR, LYON (RHONE)

LISTE DES PRINCIPAUX DÉPOSITAIRES EN FRANCE

MM.

Privat, pharmacien . . . . **Albi**
Chaudron, pharmacien . . . . **Avignon**
Guichard, droguiste, 5, rue d'Anvers . . . . **Besançon**
E. Simon, pharmacien, 4, Faubourg de France . **Belfort**
Mauger, pharmacien, place Cordaine . . . . **Bourges**
Mario Lechaux, pharmacien, rue Ste-Catherine . **Bordeaux**
Picard, pharmacien, 3, rue d'Espagne . . . . . **Bourg**
Pierre Luciani, pharmacien, place St-Nicolas . **Bastia**
Cambriel, pharmacien, 10, rue des Carmes . . **Carcassonne**
Fournier & Bon, droguistes, 54, rue Devoege . **Dijon**
Clément, pharmacien . . . . **Digne**
Very, pharmacien, 15, rue des Halles . . . . **Epinal**
Roux, pharmacien, 3, place Grenette . . . . **Grenoble**
Boudeille & Rossignol, pharmaciens . . . . —
Faure, pharmacien . . . . **Gap**
Massel, pharmacien, route Nationale . . . . **Hyères**
L. Néel, pharmacien, 43, rue des Drapiers . . **Le Hâvre**
Bouyé, pharmacien . . . . **La Rochelle**
Fanyau, pharmacien, 4, place Strasbourg . . . **Lille**
Faucher, pharmacien, place du Poids public . . **Limoges**
Videlier, pharmacien . . . . **Lons-le-Saunier**
André & Lieutier, pharmaciens, rue Pavillon, 7. **Marseille**

MM.

L. Boujol, pharmacien, rue Aiguillerie, 82 . . **Montpellier**
Bain, pharmacien, place St-Roch . . . . . **Menton**
Girard, pharmacien, place de l'Allier, 13 . . . **Moulins**
Echégut, pharmacien, 48, rue d'Allie . . . **Moulins**
Couilland & Moyon, 1, rue du Calvaire . . . **Nantes**
Rostagni & Garnier, ph., B. du Pont-Vieux, 2. **Nice**
A. Cribier, pharmacien . . . . **Orléans**
Pauly, pharm., 119, pl. de l'Anc. Préfecture. . **Périgueux**
Teilloud & Cie, phar., 115, rue des Amandiers. **Paris**
Marchand, Spéc. pharies, r. Grenier St-Lazare, 13. —
Arfeuille, pharmacien . . . . **Poitiers**
Sabatier, pharmacien, 48, boul. Victor-Hugo. . **Privas**
Richert, pharmacien, rue du Vieil Abreuvoir . **Roubaix**
Goubaux, pharmacien . . . . **Reims**
Quilichini, pharmacien . . . . **Sartène**
Brossard, pharmacien, rue Ste-Catherine . . . **St-Etienne**
Grés, pharmacien, place de la Colombette, 52 . **Toulouse**
Castel fils, pharmacien, 73, Cours Lafayette . . **Toulon**
Fonteneau, pharmacien . . . . **Tours**
Bretet, pharmacien, rue de Nimes . . . . . **Vichy**
André, pharmacien, 2, rue des Alpes . . . . **Val no**
Ferry, pharmacien, rue de la Gare, 6 . . . . . **Vesoul**

www.ingramcontent.com/pod-product-compliance
Ingram Content Group UK Ltd.
Pitfield, Milton Keynes, MK11 3LW, UK
UKHW012311240726
13966UKWH00005B/1796